FRAGMENS

DE

MÉDECINE PRATIQUE.

l'importance, un peu exagérée peut-être, que l'on a bien voulu accorder à ces opuscules, faits à la hâte, je suis loin de me dissimuler leur imperfection. Et pour ne parler que de la *note sur les fièvres bilieuses*, elle seule eut pu fournir la matière d'un long volume; mais le tems, l'absence des documens indispensables, et une infinité d'autres difficultés qui entourent un étranger, m'ont mis dans l'impossibilité de remplir un but aussi important.

DE L'EFFICACITÉ

DES

DOUCHES FROIDES

DANS LE TRAITEMENT

DU TÉTANOS TRAUMATIQUE.

Lorsqu'une maladie est inconnue dans son essence tous les traitemens qu'on lui oppose sont empiriques ; et, dans ce cas, la préférence doit être accordée à celui qui se recommande par les succès les plus prompts et les plus nombreux.

La nature des maladies est si peu connue, malgré les lumières fournies par l'anatomie pathologique, qu'il n'est pas étonnant que dans un très-grand nombre de cas on soit tenté de préférer les traitemens empiriques aux plus rationnels en apparence. La chose est toute simple : l'empirisme est toujours le résultat de l'observation, tandis que le rationnalisme est souvent la conséquence d'un système; et depuis que l'on sait avec quelle facilité on torture les faits les moins probans pour fonder des doctrines médicales, on est moins porté à adopter toutes les conséquences pratiques de ces dernières. Ces réflexions nous sont suggérées par la maladie qui fait l'objet de ce mémoire.

Toutes les recherches qu'on a pu faire sur les cadavres des tétaniques n'ont conduit à aucun résultat satisfaisant relativement à la nature de cette terrible affection. Comment se peut-il, en effet, que la rougeur d'une petite portion des membranes du cerveau soit la cause efficiente de ces contractions musculaires qui brisent la machine humaine et la livrent à une mort trop souvent inévitable? et s'il en est ainsi, pourquoi le tétanos ne se manifeste-t-il pas toujours quand la pie-mère est injectée? D'un autre côté, comment une simple piqûre peut-elle déterminer cette succession rapide de phénomènes morbides? quelle cause légère pour un si grand résultat! Où est la théorie qui donne la raison de tous les symptômes du tétanos et la solution des questions innombrables que fait naître le seul nom de cette épouvantable affection? Aussi que de variations dans sa thérapeutique!

Ceux qui ne voient dans la maladie qui nous occupe qu'une irritation de la pulpe nerveuse, n'ont pas craint de la combattre par des évacuations sanguines extraordinairement abondantes, soit générales, soit locales, et par tous les moyens débilitans que la nature a mis au pouvoir de l'art. A cet égard, on a tellement forcé les conséquences de la théorie, qu'on a eu la constance d'administrer des bains prolongés jusqu'à vingt-quatre heures, et de pratiquer, à peu de distance les unes des autres, plusieurs saignées de deux livres : en sorte que l'on s'étonne avec raison que le sujet, après avoir résisté à la maladie, n'ait point succombé par la force du traitement. Lorsque le malade guérit, l'on fait toujours très-bien d'en publier l'observation; mais faut-il se hâter, comme on le fait trop communément, de faire servir des observations isolées au profit du système que l'on a adopté? Lorsque l'esprit est dominé par une idée préconçue, il nous semble difficile de ne pas négliger certains symptômes peu caractéristiques, pour en faire ressortir d'autres qui aident à la théorie et favorisent l'introduction de la maladie qu'on a traitée dans le cadre où l'on suppose qu'elle doit trouver sa place. D'un autre côté, un traitement rationnel, c'est-à-dire un traitement fondé sur une théorie, ne mérite une entière approbation que lorsqu'on est sûr qu'on n'a mis aucune réserve dans la publication des faits dans lesquels le succès a manqué. Pour l'honneur de la médecine, il est bon d'être persuadé qu'il en est toujours ainsi ; mais pour l'avantage des malades, il est prudent de ne pas s'abandonner à une confiance trop aveugle.

Dans le même temps et dans les mêmes cas, où les uns vantent l'emploi des moyens débilitans, d'autres médecins préconisent les dérivatifs, et notamment le calomel à petites doses fréquemment répétées. La même théorie explique ici les mêmes succès. Mais, chose singulière! tandis que les uns craignent que l'irritation des membranes gastro-intestinales ne se répète sur les méninges, les autres prétendent révulser l'irritation des méninges pour la porter sur le canal intestinal. Ainsi, en partant du même point, on peut suivre des traitemens opposés. Cette considération est-elle bien rassurante pour le praticien, quand il se trouve auprès du malade?

Enfin, et nous n'en citerons pas d'autres, parce qu'une plus longue énumération de moyens curatifs est étrangère à notre sujet, on a employé contre le tétanos les diaphorétiques les plus énergiques, tels que l'alcali volatil fluor ou ammoniaque liquide : ce moyen paraît avoir eu des succès entre les mains de M. François, d'Auxerre, dont les observations sont citées dans un article sur le tétanos, inséré par M. Fournier Pescay dans le *Dictionnaire des Sciences médicales*, tom. LV. Pour exciter la sueur, M. François a donné jusqu'à trois fois par jour douze gouttes d'ammoniaque liquide dans quatre cuillerées d'eau. Cette médication peut être avantageuse dans les pays chauds, où les transpirations abondantes forment la crise la plus favorable et la plus fréquente de la plupart des maladies; et c'est aussi sous des latitudes méridionales, que M. François, d'Auxerre, a recueilli ses observations. Mais en serait-il de même sous des zones d'une température inférieure? cela n'est pas probable. Depuis sept ans que les faits observés par M. François ont été publiés, nous ne sachons pas que les praticiens aient eu à se louer d'avoir suivi ses erremens sur le continent européen. On ne peut pas supposer que ces faits aient été peu connus : l'immense réputation dont a joui le *Dictionnaire des Sciences médicales*, et la nécessité où se trouve un médecin de consulter tous les documens qu'il peut recueillir sur les maladies qu'il a à traiter, et dont la nature lui est inconnue, s'opposent à l'admission d'une semblable hypothèse. Disons plutôt que le succès ayant manqué, les médecins ont gardé le silence, pour ne pas appeler l'attention sur un moyen thérapeutique qu'ils ont cru devoir condamner à l'oubli. Mais, nous le répétons, dans les pays chauds, l'alcali volatil peut et doit être avantageusement mis en usage.

Passons sous silence le musc, le camphre, l'opium, etc., car tout a été dit sur le compte des antispasmodiques et des narcotiques. Il est bon de les avoir sous la main, comme adjuvans énergiques dans le traitement du tétanos; mais ils ne doivent jamais former la base d'une médication bien entendue de cette maladie.

Avant d'entrer dans tous les détails que doit comporter le moyen thérapeutique qui fait l'objet de ce mémoire, nous croyons plus convenable de citer les observations dans lesquelles son succès n'a pas été douteux.

PREMIÈRE OBSERVATION.

Sujet du sexe masculin; constitution robuste; âge, trente-sept ans; tétanos traumatique; douches froides; guérison; durée, seize jours.

Le 26 juin 1823, je fus appelé à Détrait (Etats-Unis d'Amérique) auprès d'un fermier, âgé de trente-sept ans, d'un fort tempérament. Dix-huit jours auparavant, il avait reçu une blessure au gros orteil, qui ne l'avait pas empêché de continuer ses occupations. La plaie était cicatrisée depuis le 24 juin, et en même temps il avait éprouvé de la constipation, une tension douloureuse à la nuque, qui se prolongeait le long de l'épine vertébrale, une espèce d'oppression sur la poitrine, depuis le cou jusqu'à l'épigastre, enfin de l'agitation et de l'interruption dans le sommeil. Ces symptômes s'étaient aggravés progressivement jusqu'au 26 juin, jour où je le vis pour la première fois. Je prescrivis le tartre stibié, qui sembla produire un bon effet;

mais pendant la nuit les accidens reparurent, et s'aggravèrent au point que le 27, au matin, le malade avait les mâchoires assez serrées pour ne pas permettre l'introduction du petit doigt entre leur écartement. La déglutition était très-difficile; la tête se trouvait entraînée en arrière; les muscles du dos, de l'abdomen et des extrémités étaient fortement contractés. Je parvins avec quelque difficulté à lui faire prendre vingt grains de calomel et des lavemens, et je prescrivis, pour lui être donné aprés la première évacuation, un mélange de camphre et d'opium à une dose assez élevée. Le mieux fut sensible, mais il ne dura que peu de temps. Deux accès violens survinrent pendant la nuit.

Le lendemain 28, bien loin de trouver l'état du malade amélioré, sa mâchoire était tellement serrée que rien ne pouvait être introduit dans la bouche. Je proposai des douches froides : le malade fut placé pour cela dans une baignoire; on lui jeta d'une certaine hauteur quinze seaux d'eau froide : il ne tarda pas à tomber en syncope. On se hâta de le tirer du bain, on l'enveloppa de couvertures de flanelle, et on pratiqua des frictions sur toute la surface du corps : la réaction eut lieu assez prompement. On commença à voir du mieux dans son état; les muscles de la mâchoire se relâchèrent un peu: j'administrai une petite quantité de vin chaud et une demi-once de parégorique (1). Le soir, quoique les accidens n'eussent pas pris d'intensité, je renouvelai les affusions froides; le malade ne s'y soumit qu'avec répugnance, et il tomba en syncope après le dix-huitième seau d'eau. Opium camphré et vin chaud pour favoriser la réaction : une demi-heure après, soulagement notable; mais dans la nuit les symptômes s'aggravèrent.

Le 29, à sept heures du matin, j'eus beaucoup de peine à le faire consentir à se soumettre aux douches; il ne se rendit qu'aux sollicitations pressantes de ses amis et de ses parens. La frayeur de l'eau augmente le spasme, il ne peut supporter que six douches. Remis dans

(1) On appelle élixir parégorique la teinture d'opium camphrée que l'on prépare de la manière suivante, à Edimbourg. Prenez : camphre, deux scrupules; acide benzoïque, opium, de chacun un dragme; alcool faible, deux livres et demie : faites digérer et filtrer sur du papier. La formule de Cadet est inexacte. Cette préparation jouit d'un grand crédit, comme narcotique et antispasmodique, en Angleterre et aux États-Unis,

son lit, on lui administre pendant toute la journée le vin chaud et le parégorique. Le soir, le mieux était marqué, il ne veut plus entendre parler de douches; mais les spasmes ayant reparu d'une manière très-violente dans la nuit, le 30, à huit heures du matin, je le fis consentir à renouveler l'opération; je provoquai une évacuation alvine au moyen de lavemens de graine de lin : ce jour-là le mieux n'est pas sensible. Le soir, refus opiniâtre des affusions, lavement avec la décoction de tabac, infusion de cannelle pour boisson, et deux fois soixante gouttes de laudanum. Ces moyens n'amènent aucun changement ni en bien ni en mal.

Le 1er juillet au matin, le spasme était très-violent. Je conseille de nouveau les douches : la répugnance du malade est extrême; les convulsions augmentent à la vue des préparatifs. Il reçoit quinze seaux d'eau; peu après on lui administre du vin chaud et du parégorique : le mieux est sensible; les douleurs sont diminuées. Pendant la journée, on administre alternativement de la cannelle et du vin. Le soir la syncope arrive après treize douches; la nuit est plus calme que toutes celles qui ont précédé. Une légère transpiration s'est manifestée, des évacuations alvines spontanées ont eu lieu, la mâchoire inférieure se meut sensiblement.

Le 2 juillet, treize douches, même traitement; de plus, deux bouillons : le malade se sent mieux, il reprend du courage. Le soir, parégorique, du vin chaud; tout annonce la solution de la maladie.

Le 3, même traitement : la déglutition est moins gênée, les mâchoires commencent à se mouvoir faiblement, le sommeil reparaît; il n'y en avait pas eu depuis le commencement de la maladie. Le malade dort pendant une heure.

Le 4, même traitement, bouillon, vin de Porto, parégorique. Le malade dort; le mieux se soutient et s'augmente. Malgré la répugnance que le malade avait pour les douches, on les continua jusqu'au 12 juillet; il pouvait supporter quatre seaux d'eau; la transpiration devenait de plus en plus abondante à la suite de la réaction.

Le 12 juillet, il n'existait plus qu'une douleur à la langue et aux extrémités inférieures. Pendant tout le temps de la maladie, les déjections ne donnèrent point lieu de croire qu'il existât aucune irritation dans les voies digestives; on ne remarqua aucun changement dans le pouls, excepté à la suite des douches. La blessure du pied ne présenta aucune trace d'inflammation, le toucher n'y excitait point de douleur. A la fin d'avril, et pendant tout le mois de mai, l'atmosphère avait été très-humide; le mois de juin avait été très-chaud.

DEUXIÈME OBSERVATION,

Communiquée par le Dr Arnoldy, de Montréal (Canada.)

Sujet du sexe masculin; constitution robuste; âge, vingt-deux ans; tétanos traumatique; douches froides; guérison au bout de treize jours.

Le 7 juillet 1806, Julien Perrau, âgé de vingt-deux ans, jouissant d'une constitution robuste, éprouva au cou un peu de roideur qui ne l'incommoda pas beaucoup. Cette roideur ayant augmenté, et les muscles de la mâchoire y participant, je fus mandé le jeudi suivant.

Je crus d'abord que ce n'était qu'un rhume, parce qu'il éprouvait aussi un peu de douleur à la gorge; je conseillai un bain de pieds et une dose de parégorique au moment du coucher. Les symptômes parurent se calmer tant qu'il fut au lit ; mais la nuit étant très-chaude et l'atmosphère très-pesante, le malade se leva, et vint s'exposer à l'air au dehors de la porte de sa maison. Le lendemain, je trouvai la rigidité des muscles de la mâchoire très-augmentée. (Bain de pieds, parégorique ; de plus, infusion de séné et sel d'epsom pour le lendemain dimanche.)

Ce jour-là, je le vis vers les neuf heures ; il avait eu des selles abondantes, sans aucun amendement dans les symptômes ; le trismus était plus marqué, et la déglutition commençait à être difficile. Le malade avait joui jusque-là d'une très-bonne santé. Seulement il s'était blessé le petit doigt du pied en se coupant un cor, et cette blessure était si légère qu'il fallait une attention particulière pour découvrir un petit point rouge à travers la transparence de la callosité. Ces renseignemens jetèrent l'alarme dans mon esprit; je vis bien que j'avais affaire à un tétanos, je demandai du secours. On appela le docteur Blake, et je me trouvai avec lui le même jour vers les deux heures. Des contractions spasmodiques se faisaient sentir le long du dos et de l'estomac, la rigidité du cou et de la mâchoire était augmentée ; on pouvait à peine introduire le manche d'une cuiller entre les dents. Nous parlâmes de douches froides : six seaux d'eau sortant du puits furent jetés sur le malade, qui ne voulut pas en souffrir davantage. On le retira de la baignoire, on l'enveloppa de flanelles chaudes, et on le mit dans son lit; après quoi on lui administra un peu de vin chaud coupé. A peine fut-il réchauffé, que l'on put apercevoir un peu de relâchement dans la mâchoire; on pouvait y introduire le petit doigt; le malade était évidemment mieux. Le même jour, le docteur Lecdel, qui nous avait accompagnés, fut d'avis, comme nous, de répéter les douches; le malade n'y consentit qu'avec répugnance, l'idée de l'eau augmentait le spasme; il ne put supporter que quatre douches, après lesquelles vin chaud coupé, cinquante gouttes laudanum. Le mieux que nous espérions ne fut pas aussi évident que la première fois; le malade nous déclara qu'il ne se soumettrait plus aux affusions froides.

Le lundi 14 juillet, à neuf heures du matin, les symptômes avaient pris de l'intensité; le malade éprouvait une douleur poignante à la région du cœur, les extrémités étaient roides. Le malade ne voulant plus entendre parler de douches, nous fîmes pratiquer des frictions sur la partie interne des cuisses avec une once d'onguent mercuriel double, et des embrocations aux bras et aux jambes avec teinture d'opium et de cantharides, parties égales; de plus, soixante gouttes de laudanum en lavemens trois ou quatre fois par jour, et vingt grains de calomel en pilules pour le soir. Le lendemain, à sept heures, le malade était encore plus mal. (Frictions et parégorique.) Le jeudi, le spasme était beaucoup plus fréquent, la respiration difficile; l'opisthotonos était complet : le malade étant couché sur le dos, il eût été facile de mettre un oreiller sous ses reins. Contraction des muscles de l'abdomen; les jambes et les cuisses sont aussi dures que du bois. (Frictions, parégorique, calomel, dix grains pour le soir.)

Le mercredi 16, les symptômes sont aggravés, les muscles du cou sont horriblement contractés; le facies est hippocratique; le mercure a affecté les gencives; la salive n'est avalée qu'avec difficulté : on donne au malade quelques cuillerées de bouillon qu'on fait glisser entre ses dents. Les parens appellent le directeur spirituel du malade : c'est un homme ignorant et présomptueux qui promet de le guérir en peu de temps, il conseille une décoction de branches d'orme, à la vapeur de laquelle on expose le malade; ce traitement aggrave les symptômes, et le malade passe le reste de la nuit dans un état déplorable. Nous continuons à le voir deux fois par jour, sans le soustraire à la médication du moine. Une potion d'huile de ricin que nous conseillâmes pour vaincre la constipation, produisit des selles abondantes, et amena l'expulsion d'un ver lombric. Le malade se dégoûte du moine et demande les douches. Nous avions scrupuleusement évité de lui en parler, de peur d'exciter le spasme, car il avait toujours horreur de l'eau, et sa figure se contractait lorsque quelqu'un en parlait devant lui.

Jeudi soir, le 17, on le place dans une baignoire; son corps est roide comme un bâton, il forme un arc de cercle très-tendu : on lui jette sur la tête vingt-six seaux d'eau froide; le malade tomba en syncope, et tous les muscles devinrent relâchés. Nous craignîmes d'avoir été trop loin; mais peu de minutes suffirent pour amener la réaction à l'aide de flanelles et de vin chaud; les mouvemens de la mâchoire sont entièrement libres. (Soixante-dix gouttes laudanum.)

Le vendredi 18, le malade est très-content,

son état est évidemment amélioré; cependant le trismus a reparu, mais la colonne vertébrale n'est pas aussi roide, ni la douleur de cœur aussi grande et aussi fréquente. La nuit avait été mauvaise : il avait eu quinze ou seize selles liquides. Le soir, il reçoit vingt-deux seaux d'eau froide, qui amènent une syncope qui ne dure pas long-temps. Les mouvemens de la mâchoire sont beaucoup plus libres : nous prescrivons le laudanum, dans le cas où la douleur d'estomac se ferait sentir.

Le samedi 19, il était mieux sous tous les rapports; il commençait à manger et avait bien dormi la nuit; pour la première fois depuis le commencement de sa maladie. (Vin de Madère et alimens en quantité proportionnée à la faim.)

Le dimanche 20, le malade est très-gai; il a bu *deux bouteilles* de vin de Madère; il a bien dormi pendant la nuit; il peut marcher dans sa chambre, étant soutenu par un aide. (Vin pour tout médicament.)

La convalescence fut rapide, aucun accident ne vint en entraver le cours. Pendant les quatorze derniers jours, il continua à boire deux bouteilles de vin de Madère, quantité qu'on jugea à propos de diminuer peu à peu, parce que tous les symptômes avaient disparu. Depuis ce temps-là le malade s'est bien porté.

Troisième Observation.

Sujet du sexe masculin; constitution robuste; âge, trente-quatre ans; tétanos traumatique; douches froides. Guérison au bout de dix-huit jours.

A la fin d'août 1823, je fus appelé à Onondaga (état de New-York), auprès de L. W..., de complexion robuste, âgé de trente-quatre ans, exerçant l'état de menuisier. Je le trouvai dans un état de malaise général, la figure rouge, le pouls petit et fréquent, les urines blanches, ayant des transpirations fréquentes par intervalles; un esprit préoccupé et inquiet, contre son habitude; des douleurs dans les membres, derrière la tête et le long de la colonne vertébrale. Je crois que ces douleurs sont le commencement d'une fièvre bilieuse qui est commune dans ce pays, et qui arrive à peu près vers ce temps de l'année. Je ne suis pas très-satisfait de mon diagnostic : je fais administrer néanmoins une dose de tartre émétique.

Le 2 septembre, je suis appelé de nouveau; je reconnus de suite des symptômes bien marqués de tétanos. La déglutition est difficile, le trismus bien marqué, et, de plus, difficulté à ouvrir la bouche. Par intervalles, la tête et les épaules sont tirées en arrière; le malade éprouve une douleur aiguë au sternum, et la circulation est en désordre. Je lui pratique de suite une saignée de vingt onces; la syncope s'ensuit: les parens le croient mort, et s'opposent opiniâtrement à ce qu'on renouvelle cette opération, quoique, une heure après, le malade se sente considérablement soulagé. J'ordonne le tartre stibié pendant la nuit.

Le 3, à neuf heures du matin, les accidens sont considérablement augmentés, les spasmes plus fréquens et plus violens. (Bain tiède, cinquante gouttes de laudanum administrées intérieurement, et soixante-dix gouttes en lavement.) Le soir, les douleurs sont très-aiguës, les mâchoires plus serrées et la déglutition plus difficile. Les muscles du dos sont très-contractés, les douleurs au creux de l'estomac sont très-intenses, la rigidité musculaire des membres est considérable. Le laudanum et les lavemens comme à l'ordinaire. Je propose les douches pour le lendemain matin, et je demande qu'on appelle un autre médecin.

Le 4 au matin, à huit heures, je trouve le docteur F..., du village voisin, qui m'attendait. La nuit a été très-mauvais ; tous les symptômes ont pris plus d'intensité. Mon confrère consent, quoique avec difficulté, à ce qu'on administre les douches : nous fa ons jeter sur le malade seize seaux d'eau bien froide ; on le retire dans un état de syncope, on le fait envelopper de flanelle et on le met dans son lit. On lui administre ensuite du parégorique, et on lui fait prendre une boisson chaude aromatisée. Au bout d'une demi-heure, amélioration dans la maladie, et le malade annonce qu'il éprouve un mieux sensible. Le soir, le laudanum et les lavemens comme les jours précédens.

Le 5, à neuf heures, les spasmes sont très-violens, et durent plus long-temps qu'à l'ordinaire. Dix-huit douches, même traitement. Le mieux n'est pas aussi sensible que les jours précédens. Le soir, à six heures, le malade éprouve de très-grandes douleurs au creux de l'estomac et à la nuque.

Le 6, à huit heures, les spasmes se sont renouvelés plusieurs fois pendant la nuit, les extrémités sont très-roides. (Dix-huit douches et même traitement.) Le mieux est très-sensible.

Les 7, 8 et 9, retour assez fréquent des symptômes, quoique beaucoup moins violens qu'à l'ordinaire. (Dix douches chaque jour, le même traitement.)

Le 10, convalescence : le malade prend du bouillon et du vin de Porto pour tout médicament.

Le 20, la cure est complète.

Réflexions.

Dans la première observation, l'effet des affusions froides s'est fait remarquer d'une manière presque immédiate, et trois jours d'un usage répété de ce moyen ont suffi pour faire disparaître le symptôme le plus fâcheux de cette maladie, le trismus. Le camphre et l'opium ont concouru, il est vrai, à obtenir ce résultat ; mais il est bien évident qu'ils n'ont agi que secondairement et qu'ils n'auraient pas suffi pour triompher de la maladie. Leur usage était nécessaire pour favoriser la réaction, et pour calmer le trouble général excité par les douches. Nous n'avons employé ni saignée générale, ni sangsues ; l'événement a justifié notre médication. Mais, en supposant que nous n'eussions pas réussi, aurions-nous eu tort de nous être abstenus de ce moyen? Nous ne le pensons pas, et voici nos raisons : Les évacuations sanguines affaiblissent l'économie d'une manière trop positive pour que nous soyons portés à les prodiguer, excepté dans les cas où la phlétore est évidente. Ici, le pouls n'a pas varié un seul instant; le trouble excité dans la circulation par les défaillances que provoquaient les affusions froides, se calmait chaque fois de lui-même, et le pouls reparaissait avec toute sa régularité, à mesure que la réaction s'établissait.

Le tétanos est évidemment occasionné par un état particulier des nerfs qui président aux fonctions musculaires, lequel état ne peut être changé que par une secousse violente de toute la machine, et cette secousse est produite avec avantage par le moyen que nous avons employé. La perte de sang n'amène aucune secousse; l'économie en est affaiblie d'une manière directe, mais cet affaiblissement ne change en rien l'état du système nerveux; ce système est débilité, voilà tout : et s'il est vrai, comme nous n'en doutons pas, qu'une réaction énergique soit nécessaire pour amener ce changement avantageux, et que le sang soit le stimulant le plus essentiel pour la produire, quand on a porté trop loin l'effusion de ce liquide, comment peut-on espérer de l'obtenir ?

Quelques praticiens ont comparé les convulsions tétaniques à celles que l'hydrophobie détermine. Nous trouvons dans cette observation plusieurs symptômes qui justifient jusqu'à un certain point le parallèle. En effet, le malade qui en est le sujet a éprouvé, comme les hydrophobes, une difficulté dans la déglutition ; les spasmes ont été provoqués par la vue du liquide, et l'idée seule de l'eau froide les augmentait quand ils existaient déjà. Ne serait-ce pas là un motif pour essayer l'emploi des douches froides dans la rage?

Dans la seconde observation, l'analogie des symptômes tétaniques avec la rage est encore plus marquée, et l'effet des douches plus saillant. Malgré la perte de temps occasionnée par le charlatanisme du moine, ce moyen a été suivi d'un plein succès. Il est vrai que pendant le traitement, et par l'effet des purgatifs, il y a eu expulsion d'un ver lombric, et les systématiques ne manqueront point de voir dans cette circonstance la cause de la terminaison heureuse de cette maladie. Mais il suffit de n'avoir point l'esprit occupé par une idée préconçue, pour remarquer que les symptômes n'auraient point augmenté d'intensité, si la cause eût résidé entièrement dans la présence du ver. Lorsqu'on revint à l'emploi des douches froides, et cela plusieurs jours après l'expulsion du lombric, le malade, dit le docteur Arnoldy, était aussi roide qu'une barre, et son corps dessinait un arc de cercle très-prononcé. Les choses se seraient-elles passées ainsi s'il eût été en voie de guérison?

Le mercure a-t-il contribué, dans ce cas, à la solution de la maladie? Il serait difficile de le croire, si l'on fait attention que la salivation qui est survenue pendant son emploi, et qui est une preuve irrécusable de son activité, n'a amené aucune rémission dans les symptômes. Si le docteur Arnoldy n'a pas pu obtenir dès l'abord tout le bien qu'il espérait des douches, c'est que le malade n'a pas voulu s'y soumettre autant qu'il le fallait, c'est-à-dire jusqu'à ce qu'elles eussent produit la syncope. Pendant la convalescence, M. le docteur Arnoldy a laissé prendre au malade *deux bouteilles* par jour de vin de Madère. Quoique nous soyons loin d'adopter entièrement les idées de certains médecins sur le danger qui peut suivre l'emploi des toniques, et que, d'ailleurs, le malade en question se soit bien trouvé de ceux-ci, nous croyons néanmoins qu'il n'y aurait eu aucun danger à l'empêcher d'en prendre une aussi grande quantité. Les remarques que nous avons faites relativement à l'emploi du camphre et des narcotiques, sont également applicables au fait dont il s'agit. Nous pensons également que les évacuations sanguines n'étaient point indiquées, et que le docteur Arnoldy a sagement agi en ne les mettant point en usage.

Il n'en est pas de même dans le troisième cas que nous avons cité. Ici la pléthore était manifeste, la circulation en était troublée au point de nous faire prendre les premiers symptômes de la maladie pour le début d'une fièvre bilieuse. Rien n'était mieux indiqué que la perte de sang, et cependant par quels effrayans symptômes elle nous fit acheter le peu de mieux qui fût la suite de la saignée! Dans cette dernière observation, le tartre stibié a eu d'assez bons effets; il n'est pas douteux que les évacuations alvines qu'il a provoquées n'aient agi comme révulsives et contribué à amener les rémissions légères qui ont marqué le cours de la maladie. Nous serions assez porté à penser que c'est un excellent auxiliaire, surtout si on le fait prendre par petites doses. Il favorise singulièrement la réaction; mais l'abus de ce médicament est facile, et le calomel, que nous préférons pour le même objet, a d'ailleurs une action particulière sur le système exhalant et absorbant, qui peut être d'un grand secours dans un grand nombre de cas.

Nous ferons observer encore, relativement aux douches, qu'elles n'ont amené un succès complet qu'après un usage de huit jours. Il ne serait même pas nuisible, chez les sujets robustes, d'en continuer l'emploi quelque temps après que les symptômes tétaniques ont disparu. On démontrerait facilement les bons effets qu'on a lieu d'en espérer quand le retour du tétanos est à craindre.

Les observations que nous venons de rapporter ont été faites sous une latitude à peu près semblable à celle de la France. Les variations de la température sont moins fréquentes à New-York qu'à Paris, en sorte que l'emploi des douches froides dans le tétanos nous semble tout aussi bien indiqué dans l'un et dans l'autre hémisphères. Nous n'oserions pas le prescrire dans les pays chauds, sous la zone torride, par exemple, par la raison que nous avons donnée plus haut en parlant de l'efficacité de l'ammoniaque liquide. Nous croyons pouvoir conclure aussi de ces observations, qu'en général ce moyen violent peut être administré avec succès toutes les fois qu'on a affaire à un sujet robuste, et qui jouit d'une grande force musculaire, chez lequel, en un mot, le principe vital a une grande énergie. Le mieux qui se manifeste après chaque opération, ne devient constant qu'après qu'il a fait naître une transpiration abondante. La transpiration semble être, en effet, la crise la plus favorable, et peut-être la seule nécessaire dans cette terrible affection; et si les sudorifiques ne jouissent pas de la même efficacité dans le Nord que dans le Midi, c'est sans doute parce que dans le nord les pores cutanés sont moins ouverts et la sueur moins constante et plus difficile à produire. Cependant on a observé en Angleterre quelques cas de succès obtenus par l'emploi de la térébenthine à haute dose, et l'on sait que cette substance est très-propre à exciter d'abondantes transpirations. Nous terminerons ce Mémoire en citant l'opinion de quelques auteurs recommandables, relativement à l'emploi de l'eau froide dans le tétanos.

Cullen dit dans *sa Médecine* : On administre quelquefois le bain froid en plongeant le malade dans la mer, ou plus fréquemment en versant d'un bassin ou d'un baquet de l'eau froide sur quelques parties et même sur tout son corps. Lorsque cela est fait, on l'enveloppe avec des couvertures après l'avoir essuyé, on le met dans le lit ; et l'on administre en même temps une forte dose d'opium. On obtient par ces moyens une rémission considérable des symptômes ; mais ce calme ne dure pas communément longtemps : la première fois qu'on l'a obtenu, les accidens reparaissent de nouveau au bout de peu d'heures, on est obligé de réitérer le bain et les narcotiques. Néanmoins, on parvient enfin, en répétant ainsi ces moyens, à obtenir des intervalles plus longs de repos, et la maladie se guérit entièrement, quelquefois assez promptement.

Dans l'article *Tétanos*, déjà cité, du *Dictionnaire des Sciences médicales*, M. Fournier Pescay pense qu'il est avantageux d'associer aux bains tièdes les affusions d'eau froide sur la tête ; mais ce n'est que pour combattre les affections cérébrales dont il pense que les tétaniques peuvent être atteints. La manière dont nous avons considéré l'application des douches nous empêche de souscrire aux idées du docteur Fournier. Nous pensons que tout le bien produit par les douches dépend entièrement de la secousse violente qu'elles produisent dans toute l'économie, et du changement qu'elles apportent dans la sensibilité générale des nerfs moteurs : voilà pourquoi nous les administrons jusqu'à ce qu'elles produisent la syncope. Les malades qui sont soumis à ce moyen actif se réveillent dans un état tout-à-fait différent de celui où ils étaient auparavant, et ce n'est que quelque temps après la réaction, et quand celle-ci a eu tout son effet, que les accidens tétaniques reparaissent, jusqu'à ce qu'ils aient été vaincus et totalement comprimés, pour ainsi dire, par la répétition de ce moyen énergique.

P. S. Nous n'avons eu d'abord en vue que de faire connaître nos propres observations sur l'efficacité des douches froides dans le traitement de la maladie qui fait l'objet de ce mémoire; mais des médecins instruits, avec lesquels nous avons eu des entretiens sur ce sujet, s'étant récriés sur le petit nombre de faits que nous avions à présenter, nous nous sommes empressé de consulter le peu de documens scientifiques que nous possédons, relatifs à la pratique de la médecine dans l'Amérique septentrionale. Voici le résumé des faits qu'ils contiennent : ils ne renferment rien de contraire aux réflexions qui suivent les observations dont nous avons donné le détail.

(*Medical repository New-York*, vol 3, pag. 76.) Le docteur Harris, de Pensylvanie, communique au docteur Archer, de Baltimore, le fait d'un journalier, âgé de trente ans, que des accidens tétaniques compliqués de vomissemens et de diarrhée avaient conduit aux portes de la mort. Le docteur Harris l'enveloppa dans une couverture, le précipita dans un étang, et obtint la guérison par ce moyen violent : le spasme cessa tout à coup, et vingt minutes après qu'il eut été remis dans son lit, tous les symptômes avaient disparu.

(*Idem*, vol. 9, page 252.) Tétanos complet affectant une fille de couleur, âgée de douze ans. Opium et stramonium sans succès. Le docteur Archer, de Maryland, prescrit une chaudière d'eau froide, qu'on doit jeter sur la tête de la malade toutes les quatre heures. Plus tard, bain froid matin et soir, deux livres de vin de

Madère avec une once de quinquina par jour. Guérison.

(*American medical and philosophical register*, vol. 3, page 8.) Le docteur Prioleau communique à la Société médicale de la Caroline du Sud une observation de tétanos, dans laquelle il fit jeter sur le malade dix gallons d'eau à 65° Farenheit. Ces affusions eurent lieu vingt fois en quarante heures, et le malade fut guéri.

On lit dans le *Journal général de médecine*, (vol. 40), un mémoire du docteur Valentin sur les différens modes de traitement du tétanos en Amérique, où il dit (pag. 37) que le docteur Hellay, qui a exercé long-temps à la Barbade, a observé que les bains tièdes aggravaient presque toujours cette maladie; que Wright à la Jamaïque, et Dover à Cayenne, ont employé l'eau froide avec beaucoup d'avantage.

« Dans les Etats-Unis, dit le docteur Valentin, les médecins préfèrent maintenant ou les affusions d'eau froide, ou de faire envelopper les malades dans des draps trempés dans des eaux dont on augmente le froid par la neige ou la glace, ou en y dissolvant du sel de cuisine. On renouvelle plus ou moins cette opération, qui chaque fois doit être de courte durée; puis on essuie le malade avec une flanelle douce et on le remet dans le lit. Ce moyen abat presque toujours le spasme et détermine ordinairement la transpiration. Le docteur Valentin cite ensuite une observation du docteur Rush sur une guérison, par ce procédé, d'un tétanos qui avait résisté aux autres moyens connus. »

On trouve dans le *Journal de Médecine*, février 1792, une observation recueillie par le docteur de la Vergue, d'un tétanos guéri par des douches d'eau froide.

Plusieurs médecins anglais, notamment Hunter, Currié, Darlyngle, recommandent les bains froids contre le tétanos. Robert Thomas (*modern praticæ of physick*) recommande dans cette maladie, en même temps que l'on fait usage de l'opium, de jeter toutes les deux heures deux seaux d'eau froide sur le corps, de l'essuyer avec du linge chaud, et de remettre le malade au lit.

William Darlyng a publié dans le *Journal d'Edimbourg* une observation intéressante de tétanos guéri, en 1807, par les affusions d'eau froide; cette observation est insérée dans le *Journal général de Médecine*, vol. 31, p. 229.

Dans une brochure intitulée : *Précis sur le tétanos des adultes*, Paris, an V de la république, Heurteloup conseillait le bain froid contre cette maladie, et recommandait de mettre, au sortir de l'eau, le malade dans un lit bien chaud, et de lui faire prendre un verre de vin ou dix ou douze gouttes d'alcali volatil étendu dans quelques cuillerées d'eau. Il cite une observation qui prouve les bons effets de ce traitement.

NOTE

SUR LE SYMPTOME PRÉDOMINANT

DE CERTAINES FIÈVRES

BILIEUSES AUTOMNALES,

OBSERVÉES A SANDWICH, DÉTROIT DU LAC ÉRIÉ.

SANDWICH (Town-Ship) est une paroisse située entre le lac Erié et le lac Huron, sur les bords du détroit qui sert de communication à ces deux lacs. C'est un pays très-plat, continuellement couvert d'eaux stagnantes que les chaleurs de l'été dessèchent partiellement; du reste, peu cultivé. Les bords du détroit fournissent, par leur grande fertilité, au-delà du nécessaire pour les besoins particuliers du petit nombre d'indi-

3.

vidus qui l'habitent. Les effluves marécageux qui se dégagent pendant l'été, sont la cause incontestable d'une épidémie de fièvre bilieuse qui attaque tous les ans ce pays au mois de septembre. J'ai été à même d'observer cette maladie pendant trois années consécutives, et j'ai pu remarquer que, tous les ans, elle avait un caractère particulier qui la dominait, au point d'obliger les médecins à changer le traitement dans sa base. Ainsi, en 1819, elle était accompagnée de la plupart des symptômes de l'hépatite; en 1820, ce fut une péripneumonie; en 1821, ni le poumon ni le foie ne furent affectés, mais l'estomac. Quand je dis que c'était une fièvre bilieuse avec hépatite, ou péripneumonie, ou gastrite, je ne veux pas qu'on croie que le symptôme prédominant que je signale était la maladie elle-même; car la maladie existait avant que le symptôme apparût, et elle existait encore quand il était disparu, et il fallait toujours traiter la fièvre quand on avait guéri le symptôme. La preuve encore, c'est que la maladie principale se terminait toujours par une crise commune aux trois années, telle que des sueurs copieuses ou des évacuations alvines, ou bien les unes et les autres à la fois, selon les sujets; et cette crise n'influait en aucune manière sur la disparition de l'hépatite, de la péripneumonie ou de la gastrite, puisque toutes les traces de ces affections avaient déjà disparu par les moyens appropriés, quand arrivait la crise qui amenait une franche convalescence. Je sais combien cette manière de voir diffère de l'opinion émise et soutenue avec opiniatreté par quelques médecins français, qui sont persuadés que tous les symptômes morbides ont pour cause un mal local, et circonscrit dans une partie déterminée de l'organisme. J'ai fait tous mes efforts pour constater la réalité de cette manière de voir, et je pense qu'elle ne peut pas être adoptée d'une manière absolue. Il y a certainement plusieurs maladies dont la nature a été beaucoup éclairée par la localisation; mais toutes ne sont pas de ce nombre, et je suis d'avis que les maladies bilieuses dont je parle doivent en être retranchées, comme je crois qu'on en trouvera la preuve dans les observations suivantes, que je regarde comme le type des épidémies de 1819 et de 1820.

PREMIÈRE OBSERVATION.

Sujet du sexe féminin; âge, vingt-huit ans; fièvre bilieuse avec hépatite; durée, vingt jours.

Le 5 septembre 1819, je fus appelé auprès de madame Labadie, demeurant à Sandwich (détroit). La veille, elle avait été prise d'un violent mal de tête et de reins; sa langue était chargée; anorexie, frisson, fièvre, lassitude dans les membres, urines limpides. Le tartre stibié produisit plusieurs évacuations de matière bilieuse. Malgré ce médicament, la fièvre reparaît à quatre heures du soir, avec réaction. Limonade. Le lendemain 6, purgatif avec le séné, la manne et le sel d'epsom administrés pendant l'intermission. Le soir, la fièvre ne paraît qu'à cinq heures; elle dure une partie de la journée, jusques assez avant dans la nuit. Le 7, l'exacerbation dure encore; des déjections spontanées surviennent, laissant à leur suite une douleur sourde dans l'hypocondre droit; avec des élancemens sous la clavicule du même côté, et une toux fréquente, mais légère. Frictions mercurielles à l'intérieur; calomel, quatre grains; opium, deux grains. Le soir, redoublement. Mêmes symptômes et même traitement, en augmentant la dose du narcotique jusqu'à quatre grains graduellement jusqu'au seizième jour de la maladie, époque à laquelle tous les symptômes de l'hépatite ont disparu. Le 17, les selles se colorent, mais la fièvre reparaît tous les soirs de cinq à six heures; la langue, qui est restée blanche, conserve encore cet état. Sulfate de quinine à la dose de quatre grains d'abord, puis de six grains, jusqu'à la terminaison entière de la maladie, qui eut lieu le 24 septembre, laissant la malade en proie à une grande faiblesse dissipée peu à peu par les alimens.

DEUXIÈME OBSERVATION.

Sujet du sexe masculin; âge, trente-six ans; fièvre bilieuse avec affection pulmonaire; durée de la maladie, seize jours; guérison.

L'épidémie de fièvres bilieuses automnales ne se manifesta, en 1820, que vers le milieu de septembre. M. Dumouchel fut l'un des premiers atteints de cette maladie. Appelé auprès de lui, le 17 de ce mois, le soir, je le trouvai dans l'état suivant : Il avait eu la veille, et une partie de la journée, de légers frissons; maintenant fièvre, douleur de reins, anorexie, urines chargées, langue blanche, céphalalgie sus-orbitaire. (Eau d'orge émétisée pour boisson, bain de pieds.) Le lendemain matin, les frissons ont disparu, mais la respiration est gênée, le pouls est dur et fréquent. Saignée de cinq palettes, qui ne donne lieu à aucun amendement sensible dans le symptôme pulmonaire. Le 20, la saignée est répétée; le pouls devient moins dur, la respiration persiste dans le même état. Le 21, potion avec l'huile de ricin; elle détermine des selles abondantes composées de matières muqueuses et blanchâtres. Le 22, la respiration est plus libre; le malade a été moins tourmenté par la fièvre. Le 23, l'exacerbation, qui a eu lieu la veille vers le milieu du jour, a laissé le malade dans un état parfait de calme, qui a été suivi d'un sommeil de deux heures environ. Le 24, la fièvre reparaît le soir sur les cinq heures. Je prescris un peu de bouillon coupé pour le lendemain matin, et une heure après, quatre grains de sulfate de quinine. Dans la nuit du 25 au 26, le malade a éprouvé des sueurs abondantes, qui l'ont obligé à se changer quatre ou cinq fois. Ces sueurs critiques et la fièvre, contre lesquelles je ne fais que continuer l'administration du sulfate de quinine, se reproduisent tous les jours jusqu'au 1er octobre, époque à laquelle le malade entre dans la convalescence.

Je crois qu'il serait difficile de méconnaître le caractère des maladies que je viens de décrire. L'élément principal était la fièvre bilieuse, qu'il est impossible de pénétrer dans son essence, mais qui se fait assez distinguer, par ses effets, de toutes les autres espèces de maladies désignées sous le nom de fièvres. Quant au symptôme qui prédominait pendant la période d'intensité de la maladie, et qui indiquait, dans un cas, l'affection du foie, et dans l'autre, l'affection des organes pulmonaires, ce n'est, à mes yeux, qu'un *épisode* de la maladie (qu'on me passe l'expression). Ce qui a lieu dans les affections franches d'un organe me semble prouver cela d'une manière péremptoire. La fièvre, en effet, n'arrive presque jamais avant que la maladie organique se soit déclarée : j'en appelle à ceux qui ont observé des maladies chroniques; car c'est là surtout qu'il est aisé d'analyser tous les élémens morbides, à cause de la lenteur avec laquelle se produisent leurs effets successifs.

En France, on attache peu d'importance aux théories, et l'on a quelque raison en cela ; cependant, si l'on considère combien l'esprit est satisfait quand on peut trouver la raison des faits soumis à l'observation, on concevra que, malgré la défaveur qui les poursuit, bien des gens soient tentés de les accueillir. Je hasarderai donc la suivante, qui me semble expliquer assez bien ce qui se passe dans les épidémies.

Lorsque des principes délétères sont répandus dans l'atmosphère, leur action sur le corps humain est plus ou moins énergique, selon la plus ou moins grande vitalité dont jouissent les divers organes avec lesquels ils sont en contact. Mais ce n'est pas sur l'estomac qu'ils doivent agir principalement. Une semblable opinion, adoptée par quelques médecins au profit d'un système trop exclusif, est contredite par l'observation journalière et par l'expérimentation. On connaît certains cas dans lesquels on a pu, par exemple, introduire, sans danger, dans cet organe, la matière du vomissement noir qui est le résultat de la fièvre jaune. On a fait aussi avaler impunément à des animaux le fluide venimeux de la vipère et du scorpion, lequel fluide, éliminé par les forces gastriques, donnait lieu à des désordres plus ou moins grands, s'il était mis en contact avec les absorbans cutanés. L'estomac n'est donc pas la voie principale par laquelle les miasmes doivent pénétrer dans l'économie, puisque cet organe jouit au contraire d'une force digestive particulière qui en procure l'élimination. La voie qui leur donne accès dans le corps humain se trouve dans les poumons et à la peau. Dans les poumons, parce que d'abord ces organes offrent à l'absorption une surface beaucoup plus étendue que celle de l'estomac; ensuite parce que le contact de ces mêmes miasmes avec la muqueuse pulmonaire est répété à chaque mouvement inspiratoire, et par conséquent, plus souvent qu'avec la muqueuse gastrique; enfin parce que la muqueuse des bronches ne jouit point, ou que très-peu, de cette force éliminatrice que les faits démontrent exister à un si haut degré dans l'estomac. Cette voie de pénétration doit se trouver aussi à la peau, parce que cette membrane qui est douée d'une grande énergie d'absorption, ne jouit qu'à un faible degré de la force d'élimination, et que l'atmosphère est sans cesse contiguë à sa surface.

Absorbés par les poumons ou par la peau, ou bien par ces deux voies à la fois, on conçoit que les miasmes exercent d'abord leur action délétère sur tout l'organisme, et qu'ils affectent ensuite d'une manière plus particulière et beaucoup plus intense les parties dans lesquelles la vitalité est le moins énergique. Cette théorie explique assez bien pourquoi, dans une épidémie, les épiphénomènes feront distinguer une affection du foie, tandis que dans une autre ils indiqueront une affection du poumon, et pourquoi, dans une même épidémie, il se rencontrera des sujets qui souffriront du poumon, quoique la majorité des malades soit en proie à des affections hépatiques, etc. Pour les uns comme pour les autres, la raison en est dans les conditions spéciales de vitalité plus ou moins grande des organes.

Tout cela se trouve d'accord avec les principales circonstances qui accompagnent les faits d'épidémie qui ont été soumis à mon observation, et vient consacrer aussi comme principe de pratique la nécessité de faire ce qu'on appelle la médecine du symptôme. En suivant rigoureusement l'axiome : *Sublatâ causâ, tollitur effectus*, nous aurions dû, dans les cas que nous avons relatés, diriger tous nos moyens contre l'affection bilieuse qui était la cause occasionnelle de la maladie secondaire du poumon ou foie, etc. Mais il serait résulté de là que cette affection secondaire aurait pu devenir principale, avec d'autant plus de facilité, que les organes qui en étaient le siége occupent dans l'économie un rang très-élevé, remplissent des fonctions très-importantes, et entretiennent avec tous les autres des relations très-multipliées; en sorte que l'affection bilieuse aurait pu disparaître au détriment de la péripneumonie ou de l'hépatite, sur lesquelles se seraient concentrés tous les élémens morbides. En attaquant, au contraire, en temps et lieu, la maladie concomitante, et en protégeant ainsi ces organes capitaux des dangers auxquels ils étaient soumis, nous avons triomphé sans crainte de la maladie générale, plus facile à détruire par cela même qu'elle restait isolée.

Ainsi donc, vaincre dans le principe l'élément morbide qui détermine la fièvre, en dirigeant sur lui les moyens propres à l'éliminer ;

protéger les organes principaux contre les atteintes de ce même élément, et détruire promptement son action quand elle se manifeste en eux; enfin combattre les effets de la maladie générale, après que l'on est parvenu à surmonter l'affection concomitante, telle est la marche qui me semble la meilleure à suivre en pratique, dans tous les cas de fièvre bilieuse, et dans toutes les espèces de maladies entretenues par une cause qui agit simultanément sur l'organisation entière.

Ces réflexions nous amènent à dire un mot de l'importance nosographique que les médecins italiens attachent au traitement. Ils le font entrer comme élément principal dans la description et la classification des maladies. Cette manière de raisonner me semble peu logique, car le même traitement n'est pas applicable à des individus différens, en proie à une maladie identique; et alors il faudrait donc regarder comme différentes des affections qui, ne cédant point à une même médication, se manifesteraient cependant sous l'influence des mêmes causes, et donnerait lieu aux mêmes symptômes. Mais ce n'est pas tout : dans quelle classe rangerait-on la maladie qui fait le sujet de cette note ? La mettrait-on au nombre de celles qui se guérissent par les contro-stimulans? On le pourrait, puisqu'il a fallu diriger des moyens de ce genre contre l'affection organique concomitante. Veut-on que ce soit une maladie qu'il faut traiter par les stimulans? rien ne s'y oppose, puisque les toniques ont été nécessaires pour amener la guérison. Veut-on enfin que ce soit une maladie mixte, du genre de celles qui participent à la fois du caractère stimulant et du contro-stimulant? c'est la chose du monde la plus aisée, et le traitement est toujours là pour appuyer l'opinion particulière du nosographe. Mais les vrais principes ne sont pas si élastiques, et ne sauraient servir de base à des explications contradictoires. Comme je l'ai établi au commencement de cette note, la maladie qui en fait le sujet était une fièvre bilieuse, différant seulement d'une année à l'autre par la complication : c'était la fièvre qui se déclarait d'abord ; l'affection organique concomitante qui apparaissait ensuite, pour ne laisser enfin que la fièvre.

Je regrette de ne pouvoir développer davantage les idées que l'observation des épidémies dont j'ai donné le type a fait naître dans mon esprit ; mais, n'ayant point autour de moi les matériaux de mes observations, qui consistent dans des notes très-nombreuses, je ne puis satisfaire, comme je le voudrais, au desir qui me poursuit de donner à l'illustre *Société de médecine de Paris* un gage suffisant de mon amour pour la science, aux progrès de laquelle cette Société a contribué avec tant de fruit. J'ai l'espoir qu'elle accueillera avec bienveillance le travail plus étendu que je me propose de lui adresser sur ce sujet, lorsque, étant rendu à ma patrie, j'aurai pu m'entourer de tous les documens qui me sont nécessaires pour parvenir à ce but que je regarde comme infiniment important.

www.ingramcontent.com/pod-product-compliance
Ingram Content Group UK Ltd.
Pitfield, Milton Keynes, MK11 3LW, UK
UKHW021134230726
13926UKWH00002B/801

9 782016 195291